LETTRE

AU CONSEILLER

SAM. HAHNEMANN,

SUR LE

TRAITEMENT HOMOEOPATHIQUE

DU

CHOLÉRA-MORBUS ASIATIQUE;

PAR LE DOCTEUR **J. MABIT,**

MÉDECIN DE L'HOPITAL SAINT-ANDRÉ, PROFESSEUR DE L'ÉCOLE
SECONDAIRE DE MÉDECINE, ETC., ETC.

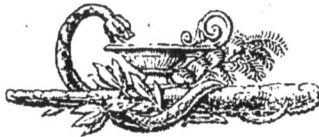

A BORDEAUX,

IMPRIMERIE DE J. PELETINGEAS, RUE SAINT—REMI, N.º 23.

FÉVRIER 1833.

LETTRE

AU CONSEILLER

SAM. HAHNEMANN,

SUR LE

TRAITEMENT HOMOEOPATHIQUE

DU

CHOLÉRA-MORBUS ASIATIQUE;

PAR LE DOCTEUR J. MABIT,

MÉDECIN DE L'HOPITAL SAINT-ANDRÉ, PROFESSEUR DE L'ÉCOLE
SECONDAIRE DE MÉDECINE, ETC., ETC.

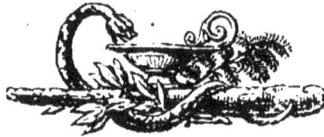

A BORDEAUX,

IMPRIMERIE DE J. PELETINGEAS, RUE SAINT-REMI, N.º 23.

FÉVRIER 1833.

LETTRE

AU CONSEILLER

SAM. HAHNEMANN,

SUR LE

TRAITEMENT HOMOEOPATHIQUE

DU

CHOLÉRA-MORBUS ASIATIQUE;

PAR LE DOCTEUR **J. MABIT**,

MÉDECIN DE L'HOPITAL SAINT-ANDRÉ, PROFESSEUR DE L'ÉCOLE
SECONDAIRE DE MÉDECINE, ETC., ETC.

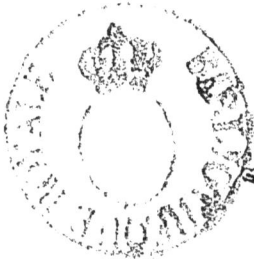

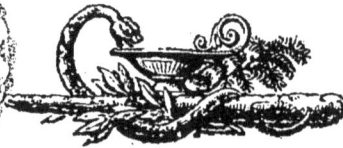

A BORDEAUX,

IMPRIMERIE DE J. PELETINGEAS, RUE SAINT-REMI, N.° 23.

FÉVRIER 1833.

Au Conseiller S. Hahnemann.

MONSIEUR,

La doctrine homœopathique, en opposant à chaque symptôme le médicament qui produit des phénomènes semblables chez l'homme sain, enrichit la médecine par l'indication de traitemens spécifiques plus certains, dans quelques cas, que ceux qu'on a employés jusqu'à ce jour. Des succès extraordinaires, publiés en Allemagne et en Italie, ont annoncé la supériorité de cette méthode, presque ignorée des médecins français, qui ne peuvent l'étudier dans des traités originaux, écrits seulement dans la langue allemande, si peu répandue parmi nous.

Les praticiens ne sont point encouragés à faire des recherches pénibles; ils craignent d'être forcés à re-

noncer à une partie de l'instruction médicale qui leur
a coûté tant d'efforts et de persévérance , et à laquelle
chacun d'eux peut rapporter des succès qui en indiquent
la vérité. Presque tous les médecins ignorent que la doctrine, créée et fécondée par votre génie, doit être pour
eux une ressource nouvelle et efficace, dans ces cas trop
nombreux où la science de nos pères et de nos maîtres
n'offre aucune certitude d'éloigner un grand danger.

Une expérience incontestable pourra seule convain-
cre les médecins que des doses infinitésimales d'un seul
médicament homœopathique, guérissent plus sûrement
et plus promptement que de nombreux remèdes admi-
nistrés à forte dose. Il ne faudra rien moins que la puis-
sance irrésistible des faits pour vaincre les répugnances
et l'incrédulité , et cependant les premiers essais, tou-
jours timides, ne seront hasardés que lorsque le pra-
ticien , désespérant du salut de son malade , fait encore
son devoir en l'exposant aux chances les plus incer-
taines.

Ces pensées m'ont long-temps empêché d'opposer
le traitement homœopathique au Choléra-Morbus asiatique , à cet horrible fléau, qui depuis dix-huit ans ra-
vage le globe et confond presque toutes les prévisions
médicales. La publication des résultats que j'ai obtenus
de votre méthode me paraît être , à la fois , un devoir

pour moi, un encouragement pour mes confrères, et un service à l'humanité.

Dans les premiers jours de 1832, le Choléra asiatique passa de l'Allemagne en Écosse et en Angleterre. On craignit qu'il ne pénétrât en France par Bordeaux. L'intendance sanitaire du département me chargea de rédiger une instruction qui apprît aux médecins et aux officiers de santé à reconnaître de suite ce fléau, et à le combattre avec efficacité. Pour accomplir ce devoir aussi difficile que grave, j'allai à Londres étudier les traits de cette maladie, sur laquelle nous ne possédions encore aucun renseignement certain.

La sécurité des médecins de Paris n'offrait aucune instruction nouvelle. Le docteur Quin, votre disciple, me fit connaître les guérisons de cholériques que l'homœopathie lui avait fait obtenir en Moravie. J'eus l'espoir de les voir se renouveler à Londres dans la pratique du docteur Belluomini. Je fus trompé dans cette attente ; je ne pus être témoin d'aucun traitement homœopathique ; je ne vis que de faibles efforts pour diminuer la mortalité qui en tous lieux succède à l'invasion du Choléra. Il éclata à Paris, et j'y retournai pour ne voir que les mêmes résultats.

Revenu à Bordeaux, je publiai les documens qui m'avaient inspiré le plus de confiance. Je signalai les

effets préservatifs du camphre ; je parlai des promesses
de l'homœopathie , des incertitudes de l'allopathie ; je
comptais davantage sur les mesures hygiéniques pour
prévenir l'invasion du Choléra , ou du moins pour le
rendre moins meurtrier (1). L'administration adopta
ces propositions , et elle en a été récompensée par les
événemens.

Le Choléra asiatique fut signalé dans le grand hôpital de Bordeaux , le 4 Août dernier , et il sévit sans
interruption dans la ville et les environs , jusqu'au 23
Octobre suivant. Dans ces quatre-vingt-un jours , il a
atteint 398 individus , dont 294 ont été traités à domicile et 104 dans le grand hôpital; 236 ont succombé
à domicile et 72 à l'hôpital , ce qui porte le nombre
des morts à 308 , ou aux trois quarts de ceux que la
maladie a atteints.

Bien que cette perte fut peu sensible sur une population de 116,000 âmes , puisqu'elle ne s'élevait pas à
trois individus sur mille habitans , alors que Paris en
a perdu plus de 37 sur le même nombre et dans le même
temps. L'intendance sanitaire fit rechercher tous les
moyens propres à prévenir le retour du fléau. Elle or-

_____

(1) Du Choléra-Morbus asiatique. Rapport du docteur Mahit, à l'intendance sanitaire. Bordeaux , Avril 1832. Imprimerie de Peletingeas.

donna l'impression du rapport que je lui fis sur les perfectionnemens de la salubrité de notre ville (1).

Notre sécurité fut interrompue le 22 Novembre suivant. On porta au grand hôpital un cholérique qui venait du Dépôt de mendicité, asile ouvert par la charité à la misère et à la vieillesse infirme. Cet établissement fut bientôt un foyer d'infection du Choléra asiatique. Il a envoyé à l'hôpital ou perdu le tiers de sa population.

Mon service au grand hôpital avait déjà reçu 50 de ces malheureux, lorsque, le 23 Décembre, je reconnus en avoir perdu 34, ce qui portait la mortalité à 68 pour cent; j'avais été moins malheureux pour les malades que j'avais soignés dans l'été précédent. Affligé de ce résultat, je me déterminai à tenter les traitemens homœopathiques, si bien décrits par le docteur Quin. La noble véracité de ce savant ami me promettait des guérisons plus nombreuses. Je commençai par y soumettre deux malades qui m'offraient peu d'espoir avec les moyens accoutumés. Dès la même soirée, je constatai, en présence de nombreux élèves, un amendement notable. Les vomissemens et les selles blanchâtres, les

(1) Rapport sur le Choléra observé à Bordeaux et sur la nécessité du complet assainissement de la ville, etc., par le docteur Mabit. Bordeaux, Septembre 1832. Imprimerie de Peletingeas.

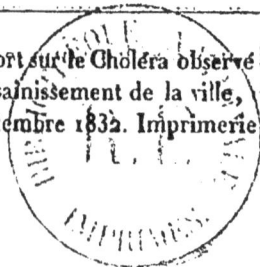

crampes avaient cessé , la cyanose était diminuée; le
lendemain matin , ces deux malheureux me parurent
arrachés à une mort certaine.

Enhardi par ce résultat, je soumis six autres cholériques au même traitement, et successivement tous
ceux qui furent amenés dans mon service. Leur nombre s'élevait déjà à 29, sur lesquels je n'en avais perdu
que 4, lorsque je crus devoir en instruire quelques ho-
norables confrères et la Société royale de médecine de
notre ville , à laquelle j'écrivis , le 31 Décembre , la
lettre suivante :

« M. LE SECRÉTAIRE-GÉNÉRAL ,

» Depuis quelque temps l'hôpital St.-André a reçu
» un grand nombre de cholériques provenant du Dépôt
» de mendicité. Ils ont été placés dans mon service,
» et la mortalité a d'abord été plus forte qu'elle ne le
» fut dans l'été dernier.

» Les écrits de Hahnemann , Quin , Bigel , Seiber,
» Gristel, Beroldi, Schmidt, Steller, Haubold, etc.,
» etc. , me disaient que le traitement homœopathique
» devait rendre de plus grands services que les secours
» déjà employés. J'ai cru devoir le tenter , et des faits
» nombreux me prouvent aujourd'hui que ces savans
» ont dit la vérité.

» Les résultats que j'ai obtenus appelleront, sai.
» doute, l'attention de la Société royale de médecine
» de Bordeaux. Si elle chargeait des commissaires de
» lui faire un rapport sur cet objet intéressant, je suis
» prêt à fournir à ceux-ci tous les renseignemens qu'ils
» désireraient sur cette doctrine encore peu répandue.
» Tous les matins, à ma visite de dix heures, ils se-
» raient témoins de la situation des cholériques et de
» mes prescriptions.

» A toutes les autres heures de la journée, Mes-
» sieurs les membres de la Société peuvent venir exa-
» miner les malades, et lire les observations qui, déjà
» recueillies en public, restent attachées au lit de cha-
» que malade. Mes confrères vérifieront bientôt avec
» moi que la médecine, fille de l'expérience, peut es-
» pérer quelques bienfaits d'une théorie qui mérite au
» moins un examen approfondi et consciencieux.

» Agréez, etc. ».

Je reçus le même jour, qui était celui de la réunion
hebdomadaire de la Société, la réponse de M. le professeur Dupuch-Lapointe, son secrétaire-général ; il
m'annonçait la nomination d'une commission qui se
rendit à ma visite du lendemain. Elle était composée
de M. le secrétaire-général et des docteurs Gintrac,
Burguet, Ém. Pereyra et Gergerès.

Ces confrères, dont plusieurs ont continué d'assister à mon service, virent les individus dont les noms suivent, et qui, ayant présenté les signes du Choléra asiatique confirmé, et ayant été traités homœopathiquement, entraient ou étaient parvenus à un état de convalescence qui s'est heureusement terminé :

1.º Catherine Drouineau, âgée de 75 ans, née à Auch (Gers). On lisait sur son observation qu'après avoir été soumise au traitement ordinaire, qui était composé d'ipéca, selon la méthode de Vienne, du révulsif rachidien, et des diverses potions avec le kina, le camphre, l'acétate d'ammoniac, etc., elle fut confiée au traitement homœopathique, qui changea si promptement l'état désespéré dans lequel elle était, qu'elle racontait ensuite qu'elle avait été guérie du premier coup.

2.º Jean Michaud, âgé de 69 ans, natif de Ponthieu (Dordogne). Il y eut amendement dès la première dose du cuprum.

3.º Jeanne Barade, âgée de 25 ans, née à Ivrac (Gironde).

4.º Catherine Cordoue, 45 ans, née à Bordeaux.

5.º Vincent Martin, 21 ans, né à Monfort (Landes).

6.º Jean Dor, 37 ans, Bordeaux.

7.º Pierre Blanchard, 48 ans, Bordeaux.

8.º Marianne Gourinet, 54 ans, Bordeaux.

9.º Jeanne Bernard, 65 ans, Bordeaux.

10.º Jean Laborde, 45 ans, Laujeac, (Gironde).

11.º Jean Lambert, 7 ans, Bergerac (Dordogne).

12.º Pierre Lacoste, 55 ans, Bordeaux.

13.º Antoine Estrabeau, 38 ans, Bègles (Gironde).

14.º Jean Mercadier, 69 ans, Tonneins (Lot-et-Garonne).

15.º Jeanne Chaillou, 42 ans, Bordeaux.

16.º Jeanne Audouin, 78 ans, Moulon (Charente).

17.º Élie Poirier, 67 ans, Miramon (Gers).

18.º Pierre Duchamp, 32 ans, muet de naissance.

19.º Georges Bryonais, 68 ans, St.-Julien (Puy-de-Dôme).

20.º François Mouroux, 64 ans, Barbezieux (Charente).

21.º Pierre Cabrol, 50 ans, Bergerac (Dordogne). Arrivé dans un état d'asphyxie et de cyanose, les yeux fixes et dirigés vers le ciel, l'acide hydrocyanique et l'ars. bl. suffirent à son rétablissement.

22.º Pierre Boisrobert, 47 ans, Oléron (Charente).

23.º Claude Cazères, 70 ans, Beaupuy (Haute-Garonne).

24.º Marie Girodet, 40 ans, Bergerac (Dordogne).

25.º Louise Ducroix, 26 ans, Vitry (Seine).

Je n'indique pas ici les détails des traitemens qui furent faits à chaque malade ; je fus dirigé par l'étude des symptômes et du mémoire du docteur Quin (1).

Je rendis aussi compte à MM. les commissaires des quatre décès qui avaient eu lieu avant leur visite ; je leur offris communication des observations que je n'indique encore que sommairement.

26.º Pierre Gambe, âgé de 33 ans, né à Bordeaux (Gironde). Cet homme, épileptique, entra à l'hôpital le 26 Décembre, dans un état d'asphyxie et de cyanose qui indiquait l'emploi du Carbo. Vég. et de l'Acide hydrocyan. J'étais dépourvu de ces médicamens, et le malade mourut dans la nuit.

27.º Pierre Despaux, âgé de 76 ans, de Pechide (Basses-Pyrénées), qui était dans le même cas, eut le même sort.

28.ª François Baussaron, 83 ans, Tournier (Charente-Inférieure), chez lequel aucun traitement ne produisit de réaction.

29.º Anne Thomas, 60 ans, Bordeaux. Cette femme avait commencé à être traitée allopathiquement.

―――――

(1) Du traitement homœopathique du Choléra-Morbus, par F.-F Quin, médecin du roi des Belges, etc., etc.

Paris, Baillères, 1832.

L'insuccès me détermina à lui prescrire de remèdes homœopathiques. Elle se rétablit, et succomba à une rechute causée par une indigestion.

MM. les commissaires furent témoins le lendemain de deux autres décès.

30.° Charles Audendal, 75 ans, St.-Avaux (Moselle).

31.° Jean Conseillant, 71 ans, Rioms (Gironde).

Ces deux vieillards, épuisés, ne séjournèrent que quelques heures à l'hôpital.

Il résulte bien évidemment de ces faits relevés sur les registres et cahiers d'observations, que, sur 31 cholériques soumis aux règles de la doctrine homœopathique, 6 seulement ont succombé, et l'on ne pourrait, sans injustice, attribuer leur mort à la seule impuissance de ce traitement; d'ailleurs, cette dernière conclusion fût-elle admise, il n'en resterait pas moins vrai que la mortalité n'a pas été du cinquième des malades, et ce résultat est un bienfait immense.

Le hasard a voulu que, depuis ce même jour, il n'entràt plus de cholériques dans mon service, et que le Dépôt de mendicité n'en fournît plus que trois qui furent reçus dans le service d'un de mes collègues, où ils succombèrent malgré les secours allopathiques les mieux indiqués. MM. les commissaires purent s'assurer par les feuilles d'observations, que ces derniers présentaient absolument les mêmes symptômes qui caractérisaient la situation des 31 qui avaient reçu les secours homœopathiques.

Néanmoins, MM. les commissaires ont cru devoir décider qu'ils ne feraient de rapport que sur les cholériques dont ils auraient vu commencer le traitement. Il doit en résulter que la Société royale de médecine n'aura point à émettre d'opinion sur la méthode qui me semble la plus sûre pour combattre le Choléra-Morbus asiatique.

Cependant, quelques bons esprits craignent que ce fléau ne reparaisse parmi nous au printemps ou dans l'été prochain, et cette probabilité m'engage à publier les faits précédens; ils peuvent être un renseignement utile pour mes confrères qui, comme moi, tiennent bien plus à guérir leurs malades qu'à les traiter de telle ou telle manière.

J'ajouterai aussi que la guérison de ces 25 cholériques m'a inspiré une telle confiance dans votre thérapeutique, que je me propose de l'invoquer dans ces cas trop nombreux, où l'état actuel de la science promet peu de succès. Je vérifierai les séduisantes promesses de la doctrine qui, dans les maladies aiguës, compte presqu'autant de succès que de traitemens, et qui, dans les affections chroniques, fait espérer la guérison des quatre cinquièmes des malades. Mes observations auront de nombreux témoins, et le résultat excitera le zèle de mes jeunes confrères à explorer l'utile carrière que vôtre génie leur a ouverte, et à ajouter aux nombreuses voies de guérison que possède la science, les ressources consolantes de la loi des semblables.

Permettez-moi de faire de ces travaux un tribut de ma reconnaissance et de mon profond respect.

Je suis, avec ces sentimens bien sincères,

Monsieur et illustre Professeur,

Votre très-humble et très-dévoué serviteur,

J. MABIT, D. M.

www.ingramcontent.com/pod-product-compliance
Lightning Source LLC
Chambersburg PA
CBHW050409210326
41520CB00020B/6519